Ricettario per diabetici

Ricette per diabetici facili e sane per migliorare la nutrizione, libro di cucina a basso contenuto di carboidrati per principianti

INDICE DEI CONTENUTI

Il seguente libro è riprodotto di seguito con l'obiettivo di fornire informazioni che siano il più accurate e affidabili possibile. Indipendentemente da ciò, l'acquisto di questo libro può essere visto come un consenso al fatto che sia l'editore che l'autore di questo libro non sono in alcun modo esperti sugli argomenti discussi all'interno e che qualsiasi raccomandazione o suggerimento che viene fatto qui è solo per scopi di intrattenimento. I professionisti dovrebbero essere consultati, se necessario, prima di intraprendere qualsiasi azione qui sostenuta.

Questa dichiarazione è considerata giusta e valida sia dall'American Bar Association che dal Comitato dell'Associazione degli Editori ed è legalmente vincolante in tutti gli Stati Uniti.

Le informazioni contenute nelle pagine seguenti sono ampiamente considerate un resoconto veritiero e accurato dei fatti e come tali, qualsiasi disattenzione, uso o abuso delle informazioni in questione da parte del lettore renderà qualsiasi azione risultante esclusivamente sotto la loro responsabilità. Non ci sono scenari in cui l'editore o l'autore originale di questo lavoro possano essere in alcun modo ritenuti responsabili per qualsiasi difficoltà o danno che possa accadere dopo aver intrapreso le informazioni qui descritte.

Inoltre, le informazioni contenute nelle pagine seguenti sono intese solo a scopo informativo e devono quindi essere considerate come universali. Come si addice alla sua natura, sono presentate senza garanzia della loro validità prolungata o della loro qualità provvisoria. I marchi di fabbrica che sono menzionati sono fatti senza consenso scritto e non possono in alcun modo essere considerati un'approvazione da parte del titolare del marchio.

Introduzione

Il diabete mellito, comunemente conosciuto solo come diabete, è una malattia che colpisce il nostro metabolismo. La caratteristica predominante del diabete è l'incapacità di creare o utilizzare l'insulina, un ormone che sposta lo zucchero dalle cellule del sangue al resto delle cellule del nostro corpo. Questo è cruciale per noi perché ci affidiamo allo zucchero nel sangue per alimentare il nostro corpo e fornire energia. La glicemia alta, se non trattata, può portare a gravi danni agli occhi, ai nervi, ai reni e ad altri organi principali. Ci sono due tipi principali di diabete, il tipo 1 e il tipo 2, con quest'ultimo che è il più comune dei due con oltre il 90% dei diabetici che ne soffrono (Centers for Disease Control and Prevention, 2019).

Spiedini di caprese facili

Tempo di preparazione: 5 minuti

Tempo di cottura: 0 minuti

Porzione: 2

Ingrediente:

- 12 pomodori ciliegia
- 8 pezzi di mozzarella (1 pollice)
- 12 foglie di basilico
- ¼ di tazza di vinaigrette italiana, per servire

Direzione

1. *Infilare i pomodori, il formaggio e l'alloro alternativamente negli spiedini.*
2. *Posizionare gli spiedini su un grande piatto e imbastire con la vinaigrette italiana. Servire immediatamente.*

Nutrizione:

230 calorie

8,5 g di carboidrati

1,9 g di fibra

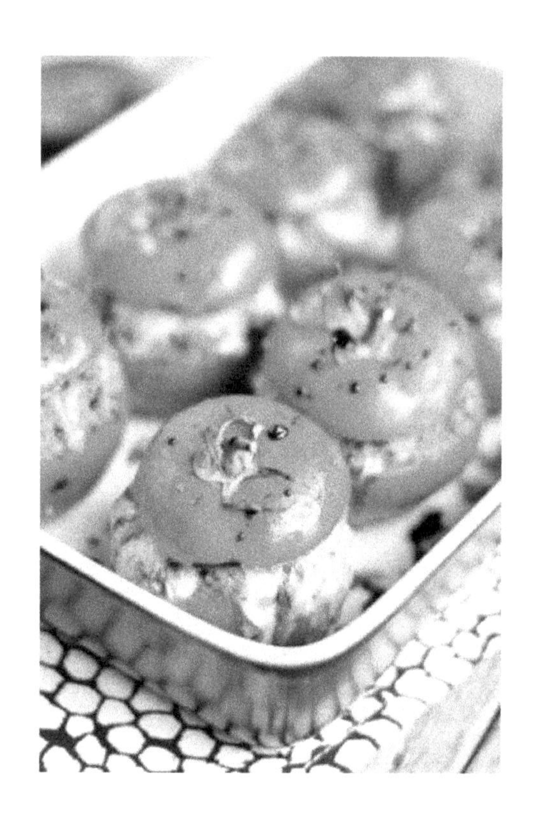

Tofu grigliato con semi di sesamo

Tempo di preparazione: 45 minuti

Tempo di cottura: 20 minuti

Servire: 6

Ingrediente:

- 1½ cucchiaio di aceto di riso integrale
- 1 scalogno
- 1 cucchiaio di radice di zenzero
- 1 cucchiaio di succo di mela senza zucchero aggiunto
- 2 cucchiai di salsa di soia naturale
- ¼ di cucchiaino di pepe rosso secco in fiocchi
- 2 cucchiaini di olio di sesamo, tostato
- 1 (14-ounce / 397-g) pacchetto di tofu extra-firm
- 2 cucchiai di coriandolo fresco
- 1 cucchiaino di semi di sesamo

Direzione

1. *Combinare l'aceto, lo scalogno, lo zenzero, la salsa di mele, la salsa di soia, i fiocchi di*

pepe rosso e l'olio di sesamo in una grande ciotola. Mescolare per amalgamare bene.

2. *Immergere i pezzi di tofu nella ciotola, poi mettere in frigo a marinare per 30 minuti.*
3. *Preriscaldare una griglia a fuoco medio-alto.*
4. *Mettete il tofu sulla padella della griglia con le pinze, riservate la marinata, poi grigliate per 8 minuti o fino a quando il tofu è dorato e ha profondi segni di grigliatura su entrambi i lati. Girate il tofu a metà del tempo di cottura. Potrebbe essere necessario lavorare in lotti per evitare il sovraffollamento.*
5. *Trasferire il tofu in un grande piatto e cospargere con foglie di coriandolo e semi di sesamo. Servire con la marinata a fianco.*

Nutrizione:

90 calorie

3g di carboidrati

1g di fibra

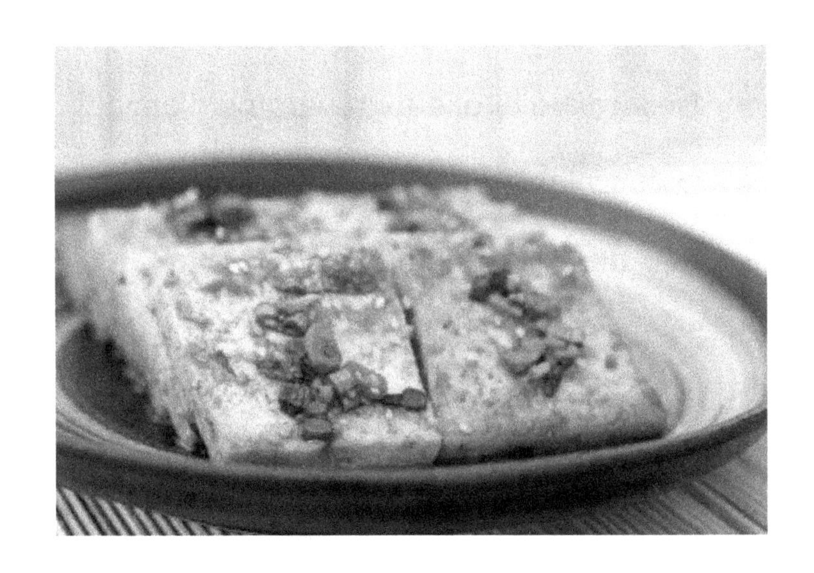

Chips di cavolo riccio

Tempo di preparazione: 5 minuti

Tempo di cottura: 15 minuti

Porzione: 1

Ingredienti:

- ¼ di cucchiaino di aglio in polvere
- Pizzico di cayenna a piacere
- 1 cucchiaio di olio extravergine d'oliva
- ½ cucchiaino di sale marino, o a piacere
- 1 (8-ounce) mazzo di cavoli

Direzione

1. *Preparare il forno a 180ºC. Foderare due teglie da forno con carta da forno.*
2. *Mescolare l'aglio in polvere, il pepe di cayenna, l'olio d'oliva e il sale in una grande ciotola, poi immergere il cavolo nella ciotola.*
3. *Disporre i cavoli in un unico strato su una delle teglie da forno.*
4. *Disporre il foglio nel forno preriscaldato e cuocere per 7 minuti. Togliere il foglio dal*

forno e versare il cavolo in un unico strato dell'altra teglia.

5. *Spostare il foglio di cavolo di nuovo nel forno e cuocere per altri 7 minuti.*
6. *Servire immediatamente.*

Nutrizione

136 calorie

3g di carboidrati

1.1g di fibra

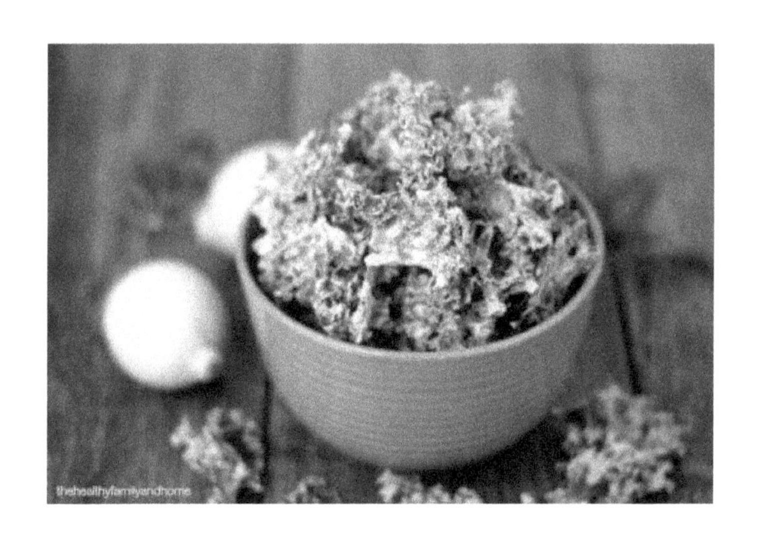

Uova alla diavola semplici

Tempo di preparazione: 5 minuti

Tempo di cottura: 8 minuti

Servire: 12

Ingredienti:

- 6 uova grandi
- 1/8 di cucchiaino di senape in polvere
- 2 cucchiai di maionese leggera

Direzione:

1. *Mettete le uova in una casseruola, poi versate abbastanza acqua da coprire le uova. Portare a ebollizione, poi far bollire le uova per altri 8 minuti. Spegnere il fuoco e coprire, poi lasciare riposare per 15 minuti.*
2. *Trasferire le uova sode in una pentola di acqua fredda e sbucciarle sotto l'acqua.*
3. *Trasferire le uova in un piatto grande, poi tagliarle a metà. Togliere i tuorli e metterli in una ciotola, poi schiacciarli con una forchetta.*

4. *Aggiungere la polvere di senape, la maionese, il sale e il pepe alla ciotola dei tuorli, poi mescolare per amalgamare bene.*
5. *Cucinare il composto di tuorlo nell'albume sul piatto. Servire immediatamente.*

Nutrizione:

45 calorie

1g di carboidrati

0,9 g di fibra

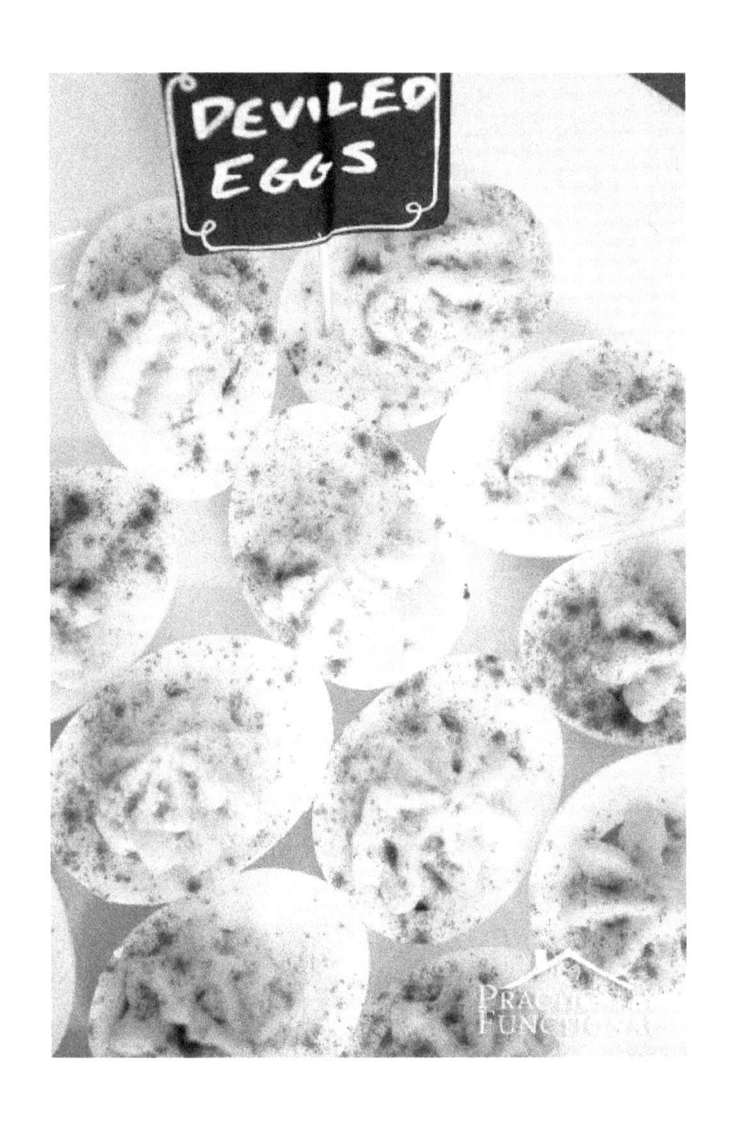
DEVILED
EGGS

Cavolo e bietole saltati

Tempo di preparazione: 10 minuti

Tempo di cottura: 10 minuti

Servire: 8

Ingredienti:

- 2 cucchiai di olio extravergine d'oliva
- 1 mazzo di cavolo verde
- ½ cavolo verde piccolo
- 6 spicchi d'aglio
- 1 cucchiaio di salsa di soia a basso contenuto di sodio

Direzione:

1. *Cuocere l'olio d'oliva in una grande padella a fuoco medio-alto.*
2. *Soffriggere i collard nell'olio per circa 2 minuti, o fino a quando i verdi iniziano ad appassire.*
3. *Aggiungere il cavolo e mescolare bene. Impostare a medio-basso, coprire e cuocere per 5-7 minuti, mescolando di tanto in tanto,*

o fino a quando le verdure sono ammorbidite.

4. *Aggiungere l'aglio e la salsa di soia e mescolare per combinare. Cuocere ancora per circa 30 secondi fino a quando è fragrante.*
5. *Togliere dal fuoco su un piatto e servire.*

Nutrizione:

73 calorie

5,9 g di carboidrati

2.9g di fibra

Zucca Delicata arrostita con timo

Tempo di preparazione: 10 minuti

Tempo di cottura: 20 minuti

Servire: 4

Ingredienti:

- 1 (1½-pound) zucca Delicata
- 1 cucchiaio di olio extravergine d'oliva
- ½ cucchiaino di timo secco
- ¼ di cucchiaino di sale
- ¼ di cucchiaino di pepe nero appena macinato

Direzione:

1. *Preparare il forno a 400ºF (205ºC). Preparare la teglia con carta da forno e metterla da parte.*
2. *Aggiungere le strisce di zucca, l'olio d'oliva, il timo, il sale e il pepe in una grande ciotola e mescolare fino a quando le strisce di zucca sono completamente ricoperte.*
3. *Disporre le strisce di zucca sulla teglia preparata in un unico strato. Arrostire per*

circa 20 minuti, girando le strisce a metà cottura.

4. *Togliere dal forno e servire sui piatti.*

Nutrizione:

78 calorie

11,8 g di carboidrati

2.1g di fibra

Asparagi e peperoni rossi arrostiti

Tempo di preparazione: 5 minuti

Tempo di cottura: 15 minuti

Servire: 4

Ingredienti:

- 1 libbra (454 g) di asparagi
- 2 peperoni rossi, con i semi
- 1 cipolla piccola
- 2 cucchiai di condimento italiano

Direzione:

1. *Preparare il forno a (205ºC). Avvolgere la teglia con carta da forno e mettere da parte.*
2. *Unire gli asparagi con i peperoni, la cipolla e il condimento in una grande ciotola e mescolare bene.*
3. *Disporre le verdure sulla teglia e arrostire per circa 15 minuti. Girare le verdure con una spatola una volta durante la cottura.*
4. *Trasferire su un grande piatto da portata e servire.*

Nutrizione:

92 calorie

10,7 g di carboidrati

4g di fibra

Piselli primavera al dragoncello

Tempo di preparazione: 10 minuti

Tempo di cottura: 12 minuti

Servire: 6

Ingredienti:

1 cucchiaio di burro non salato

½ Cipolla di Vidalia

1 tazza di brodo vegetale a basso contenuto di sodio

3 tazze di piselli freschi sgranati

1 cucchiaio di dragoncello fresco tritato

Indicazioni:

1. *Cuocere il burro in una padella a fuoco medio.*
2. *Soffriggere la cipolla nel burro fuso per circa 3 minuti, mescolando di tanto in tanto.*
3. *Versare il brodo vegetale e sbattere bene. Aggiungere i piselli e il dragoncello alla padella e mescolare per combinare.*
4. *Ridurre il fuoco al minimo, coprire e cuocere per altri 8 minuti circa, o fino a quando i piselli sono teneri.*

5. *Lasciate raffreddare i piselli per 5 minuti e serviteli caldi.*

Nutrizione:

82 calorie

12g di carboidrati

3.8g di fibra

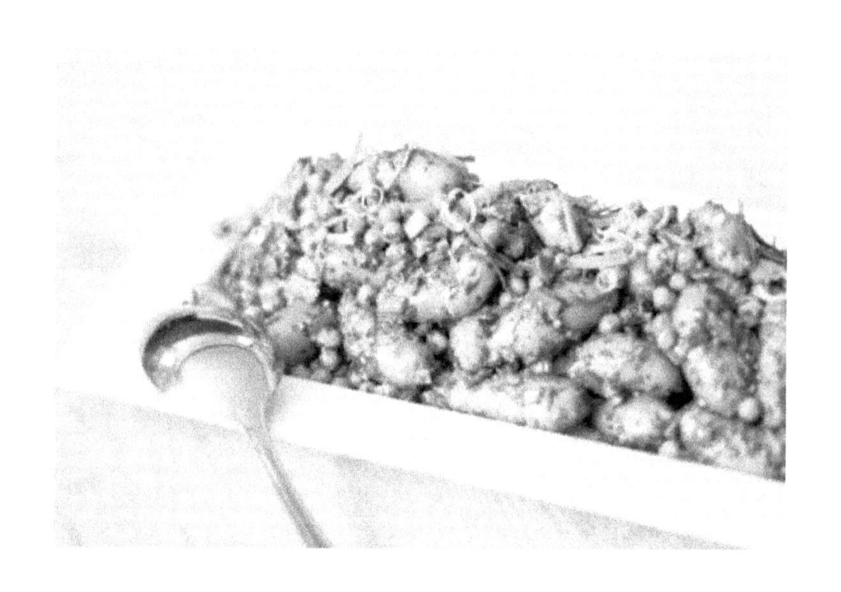

Patate al burro e arancia

Tempo di preparazione: 7 minuti

Tempo di cottura: 45 minuti

Servire: 8

Ingredienti:

- 2 patate medie gioiello
- 2 cucchiai di burro non salato
- Succo di 1 arancia grande
- 1½ cucchiaino di cannella macinata
- ¼ di cucchiaino di zenzero macinato
- ¾ di cucchiaino di noce moscata macinata
- 1/8 di cucchiaino di chiodi di garofano macinati

Direzione:

1. *Impostare il forno a 180°C.*
2. *Disporre i dadini di patate dolci su una teglia da forno bordata in un unico strato. Mettere da parte.*
3. *Aggiungere il burro, il succo d'arancia, la cannella, lo zenzero, la noce moscata e gli*

spicchi d'aglio in una casseruola media a fuoco medio-basso. Cuocere per 3-5 minuti, mescolando continuamente.

4. *Versare la salsa sulle patate dolci e farle saltare per ricoprirle bene.*
5. *Cuocere nel forno preparato per 40 minuti.*
6. *Lasciate raffreddare le patate dolci per 8 minuti sulla teglia prima di toglierle e servirle.*

Nutrizione:

129 calorie

24,7g di carboidrati

5g di fibra

Cavoletti di Bruxelles al pomodoro arrosto

Tempo di preparazione: 15 minuti

Tempo di cottura: 20 minuti

Servire: 4

Ingredienti:

- 1 libbra (454 g) di cavoletti di Bruxelles
- 1 cucchiaio di olio extravergine d'oliva
- ½ tazza di pomodori secchi
- 2 cucchiai di succo di limone
- 1 cucchiaino di scorza di limone

Indicazioni:

1. *Impostare il forno a 205ºC. Preparare una grande teglia da forno con un foglio di alluminio.*
2. *Tossire i cavoletti di Bruxelles nell'olio d'oliva in una grande ciotola fino a quando sono ben rivestiti. Cospargere di sale e pepe.*
3. *Distribuire i cavoletti di Bruxelles conditi sulla teglia preparata in un unico strato.*

4. *Arrostire per 20 minuti, scuotere a metà strada.*
5. *Togliere dal forno e mettere in una ciotola. Frullare i pomodori, il succo e la scorza di limone per incorporarli. Servire immediatamente.*

Nutrizione:

111 calorie

13,7 g di carboidrati

4.9g di fibra

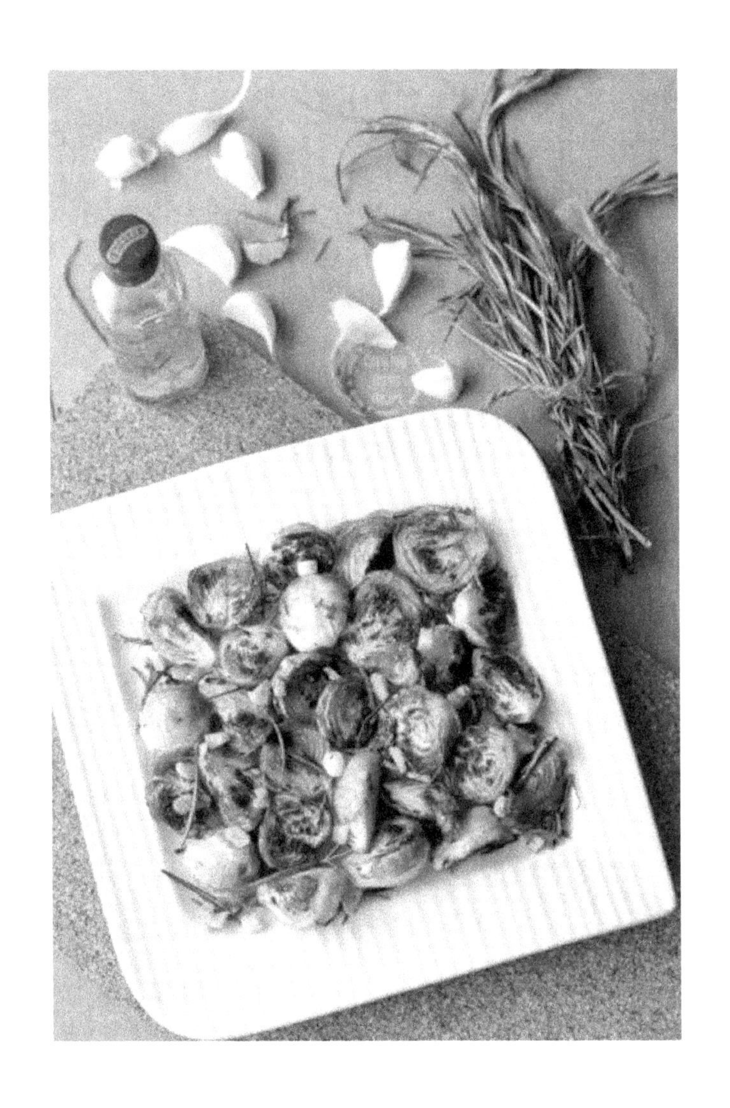

Semplici verdure saltate

Tempo di preparazione: 10 minuti

Tempo di cottura: 10 minuti

Servire: 4

Ingredienti:

- 2 cucchiai di olio extravergine d'oliva
- 1 libbra (454 g) di bietole
- 1 libbra (454 g) di cavolo riccio
- ½ cucchiaino di cardamomo macinato
- 1 cucchiaio di succo di limone

Direzione:

1. *Scaldare l'olio d'oliva in una grande padella a fuoco medio-alto.*
2. *Aggiungere alla padella le bietole, il cavolo, il cardamomo, il succo di limone e mescolare per combinare. Cuocere per circa 10 minuti, mescolando continuamente, o fino a quando le verdure sono appassite.*
3. *Cospargere con il sale e il pepe e mescolare bene.*

4. *Servire le verdure su un piatto mentre sono calde.*

Nutrizione:

139 calorie

15,8 g di carboidrati

3.9g di fibra

Funghi all'aglio

Tempo di preparazione: 10 minuti

Tempo di cottura: 12 minuti

Servire: 4

Ingredienti:

- 1 cucchiaio di burro
- 2 cucchiaini di olio extravergine d'oliva
- 2 libbre di funghi champignon
- 2 cucchiaini di aglio fresco tritato
- 1 cucchiaino di timo fresco tritato

Direzione:

1. *Scaldare il burro e l'olio d'oliva in una grande padella a fuoco medio-alto.*
2. *Aggiungere i funghi e soffriggere per 10 minuti, mescolando di tanto in tanto.*
3. *Mescolare l'aglio e il timo e cuocere per altri 2 minuti.*
4. *Condire e servire su un piatto.*

Nutrizione:

96 calorie

8,2 g di carboidrati

1,7 g di fibra

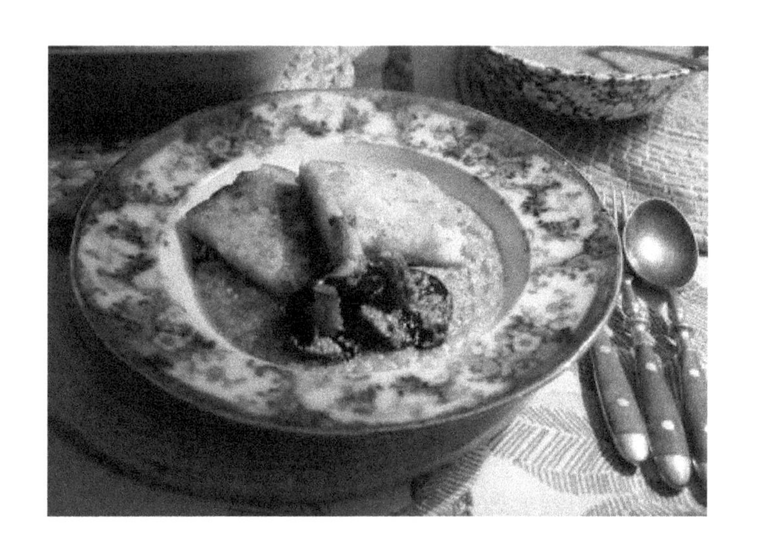

Fagiolini al forno

Tempo di preparazione: 5 minuti

Tempo di cottura: 17 minuti

Porzione: 3

Ingredienti

- 12 once di baccelli di fagioli verdi
- 1 cucchiaio di olio d'oliva
- 1/2 cucchiaino di cipolla in polvere
- 1/8 di cucchiaino di pepe
- 1/8 di cucchiaino di sale

Indicazioni

1. *Preriscaldare il forno a 350°F. Mescolare i fagiolini con polvere di cipolla, pepe e olio.*
2. *Spargere i semi sulla teglia.*
3. *Cuocere 17 minuti o fino a quando non si ha un aroma delizioso in cucina.*

Nutrizione

37 calorie

1,4 g di proteine

5,5 g di carboidrati

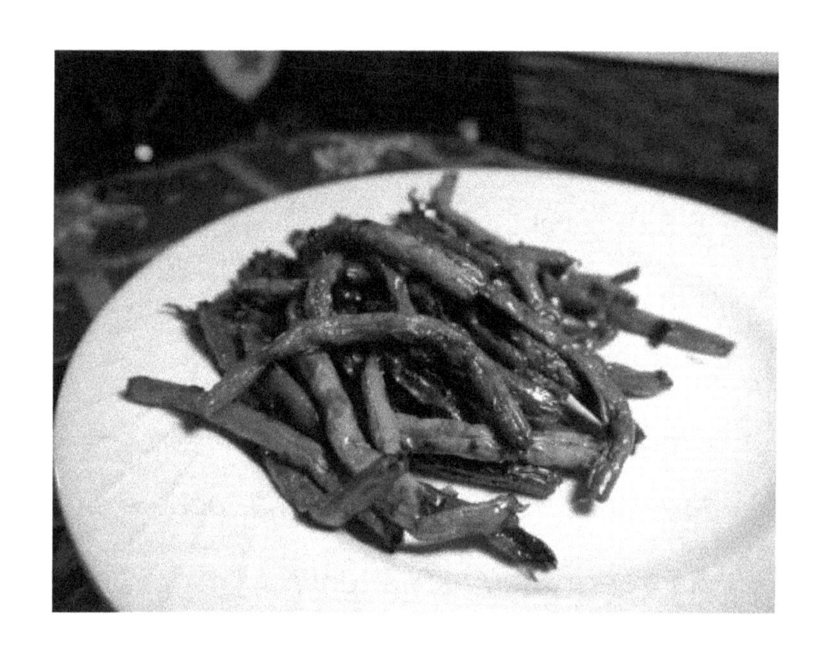

Flounder alla parmigiana alla griglia

Tempo di preparazione: 10 minuti

Tempo di cottura: 7 minuti

Porzione: 2

Ingredienti

- 2 platesse (4 once)
- 1,5 cucchiai di parmigiano
- 1,5 cucchiai di maionese
- 1/8 di cucchiaino di salsa di soia
- 1/4 di cucchiaino di salsa di peperoncino
- 1/8 di cucchiaino di condimento al limone e pepe senza sale

Indicazioni

1. *Preriscaldare la platessa.*
2. *Mescolare il formaggio, la maionese a basso contenuto di grassi, la salsa di soia, la salsa di peperoncino e i condimenti.*
3. *Mettere il pesce su una teglia ricoperta di spray da cucina, cospargere di sale e pepe.*

4. *Distribuire il composto di parmigiano sulla platessa.*
5. *Cuocere al forno da 6 a 8 minuti o finché non appare una crosta sul pesce.*

Nutrizione

200 Calorie

17g di grasso

7g di carboidrati

Pesce con pomodoro fresco e salsa al basilico

Tempo di preparazione: 10 minuti

Tempo di cottura: 15 minuti

Porzione: 2

Ingredienti

- 2 filetti di tilapia (4 once)
- 1 cucchiaio di basilico fresco, tritato
- 1/8 di cucchiaino di sale
- 1 pizzico di pepe rosso schiacciato
- 1 tazza di pomodori ciliegia, tritati
- 2 cucchiai di olio extravergine d'oliva

Indicazioni

1. *Preriscaldare il forno a 400°F.*
2. *Disporre i filetti di pesce sciacquati e asciugati su un foglio di alluminio (rivestire una teglia di alluminio con spray da cucina).*
3. *Cospargere i filetti di tilapia con sale e pepe rosso.*
4. *Cuocere 12 - 15 minuti.*

5. *Nel frattempo, mescolare gli ingredienti avanzati in una casseruola.*
6. *Cuocere a fuoco medio-alto fino a quando i pomodori sono teneri.*
7. *Ricoprire bene i filetti di pesce con la miscela di pomodoro.*

Nutrizione

130 Calorie

30g di proteine

1g Carboidrati

Pollo al forno

Tempo di preparazione: 15 minuti

Tempo di cottura: 25 minuti

Servire: 4

Ingredienti

- 2 petti di pollo con osso (6 once)
- 1/8 di cucchiaino di sale
- 1/8 di cucchiaino di pepe
- 3 cucchiai di olio extravergine d'oliva
- 1/2 cucchiaino di origano secco
- 7 olive kalamata snocciolate
- 1 tazza di pomodori ciliegia
- 1/2 tazza di cipolla
- 1 (9-oz) kg di cuori di carciofo congelati
- 1 limone

Indicazioni

1. *Preriscaldare il forno a 400°F.*
2. *Cospargere il pollo con pepe, sale e origano.*

3. *Scaldare l'olio, aggiungere il pollo e cuocere fino a quando è rosolato.*
4. *Mettere il pollo in una pirofila. Disporre i pomodori, le olive tritate grossolanamente, la cipolla, i carciofi e il limone tagliato a spicchi intorno al pollo.*
5. *Cuocere 20 minuti o fino a quando il pollo è fatto e le verdure sono tenere.*

Nutrizione:

160 Calorie

3g di grasso

1g Carboidrati

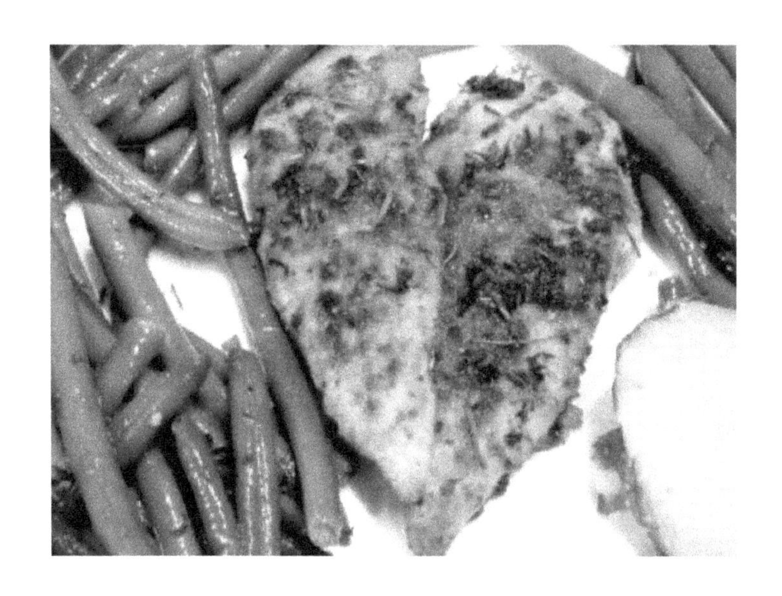

Pollo scottato con verdure arrosto

Tempo di preparazione: 20 minuti

Tempo di cottura: 30 minuti

Porzione: 1

Ingredienti

- 1 (8-oz) petti di pollo senza pelle e disossati
- 3/4 lb. cavolini di Bruxelles piccoli
- 2 carote grandi
- 1 grande peperone rosso
- 1 piccola cipolla rossa
- 2 spicchi d'aglio dimezzati
- 2 cucchiai di olio extravergine d'oliva
- 1/2 cucchiaino di aneto secco
- 1/4 di cucchiaino di pepe
- 1/4 di cucchiaino di sale

Indicazioni

1. *1.Preriscaldare il forno a 425°F.*
2. *Abbinare i cavoletti di Bruxelles tagliati a metà, la cipolla rossa tagliata a spicchi, le*

carote affettate, il peperone tagliato a pezzi e l'aglio tagliato a metà su una teglia.

3. *Cospargere con 1 cucchiaio di olio e con 1/8 di sale e 1/8 di pepe. Infornare fino a quando non sono ben arrostiti, raffreddare leggermente.*
4. *Nel frattempo, cospargere il pollo con aneto, 1/8 di sale e 1/8 di pepe. Cuocere fino a quando il pollo è pronto. Mettere le verdure arrostite con i grassi sopra il pollo.*

Nutrizione

170 Calorie

7g di grasso

12g di proteine

Pesce cotto a fuoco lento in salsa di pomodoro e pepe

Tempo di preparazione: 5 minuti

Tempo di cottura: 10 minuti

Porzione: 2

Ingredienti

- 2 filetti di merluzzo (4 once)
- 1 pomodoro grande
- 1/3 di tazza di peperoni rossi (arrostiti)
- 3 cucchiai di mandorle
- 2 spicchi d'aglio
- 2 cucchiai di foglie di basilico fresco
- 2 cucchiai di olio extravergine d'oliva
- 1/4 di cucchiaino di sale
- 1/8 di cucchiaino di pepe

Indicazioni

1. *Tostare le mandorle affettate in una padella fino a quando sono fragranti.*

2. *Macinare le mandorle, il basilico, l'aglio tritato, 1-2 cucchiai di olio in un robot da cucina fino a quando non si macina finemente.*
3. *Aggiungere il pomodoro e i peperoni rossi tritati grossolanamente; macinare fino ad ottenere un composto omogeneo.*
4. *Condire il pesce con sale e pepe.*
5. *Cuocere in olio caldo in una grande padella a fuoco medio-alto fino a quando il pesce non è rosolato. Versare la salsa intorno al pesce. Cuocere ancora 6 minuti.*

Nutrizione

90 calorie

5g di grasso

7g di carboidrati

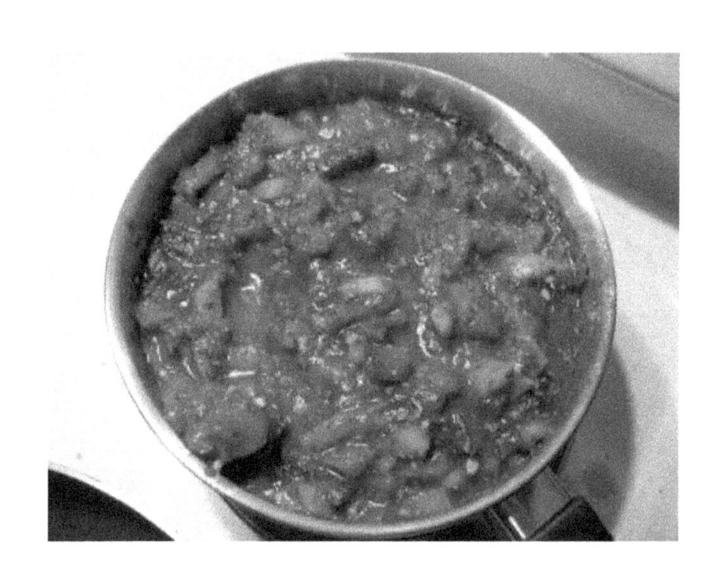

Casseruola di patate e piselli al formaggio

Tempo di preparazione: 10 minuti

Tempo di cottura: 35 minuti

Porzione: 3

Ingredienti

- 1 cucchiaio di olio d'oliva
- ¾ lb. patate rosse
- ¾ di tazza di piselli verdi
- ½ tazza di cipolla rossa
- ¼ di cucchiaino di rosmarino secco
- ¼ di cucchiaino di sale
- 1/8 di cucchiaino di pepe

Direzione

1. *Preparare il forno a 350°F.*
2. *Cuocere 1 cucchiaio di olio in una padella. Mescolare le cipolle tagliate sottili e cuocere. Togliere dalla padella.*
3. *Disporre metà delle patate e delle cipolle tagliate sottili sul fondo della padella;*

aggiungere i piselli, il rosmarino secco tritato e 1/8 di cucchiaino di sale e pepe.

4. *Mettere le patate e le cipolle rimanenti sopra. Condire con il rimanente 1/8 di cucchiaino di sale.*
5. *Cuocere 35 minuti, versare i restanti 2 cucchiai di olio e cospargere di formaggio.*

Nutrizione

80 Calorie

2g di proteine

18g di carboidrati

Tilapia fritta al forno

Tempo di preparazione: 7 minuti

Tempo di cottura: 15 minuti

Porzione: 2

Ingredienti

- 2 filetti di tilapia (4 once)
- 1/4 di tazza di farina di mais gialla
- 2 cucchiai di condimento ranch leggero
- 1 cucchiaio di olio di canola
- 1 cucchiaino di aneto (secco)
- 1/8 di cucchiaino di sale

Indicazioni

1. *Preriscaldare il forno a 425°F. Spennellare entrambi i lati dei filetti di tilapia sciacquati e asciugati con il condimento.*
2. *Unire la farina di mais, l'olio, l'aneto e il sale.*
3. *Cospargere i filetti di pesce con la miscela di farina di mais.*
4. *Mettere il pesce su una teglia preparata.*
5. *Cuocere 15 minuti.*

Nutrizione

96 calorie

21g di proteine

2g di grasso

Pollo con salsa di cocco

Tempo di preparazione: 15 minuti

Tempo di cottura: 20 minuti

Porzione: 2

Ingredienti

- 1/2 libbra di petti di pollo
- 1/3 di tazza di cipolla rossa
- 1 cucchiaio di paprika (affumicata)
- 2 cucchiai di amido di mais
- 1/2 tazza di latte di cocco leggero
- 1 cucchiaio di olio extravergine d'oliva
- 2 cucchiai di coriandolo fresco
- 1 (10-oz) può pomodori e peperoncini verdi
- 1/4 di tazza di acqua

Indicazioni

1. *Tagliare il pollo a cubetti; cospargere con 1,5 cucchiai di paprika.*
2. *Scaldare l'olio, aggiungere il pollo e cuocere da 3 a 5 minuti.*

3. *Togliere dalla padella e soffriggere la cipolla tritata finemente per 5 minuti.*
4. *Rimettere il pollo in padella. Aggiungere i pomodori, 1,5 cucchiai di paprika e l'acqua. Portare a ebollizione e poi cuocere a fuoco lento per 4 minuti.*
5. *Mescolare l'amido di mais e il latte di cocco; mescolare nella miscela di pollo e cuocere fino a quando non si è fatto.*
6. *Cospargere di coriandolo tritato.*

Nutrizione

200 Calorie

13g di proteine

10g di grasso

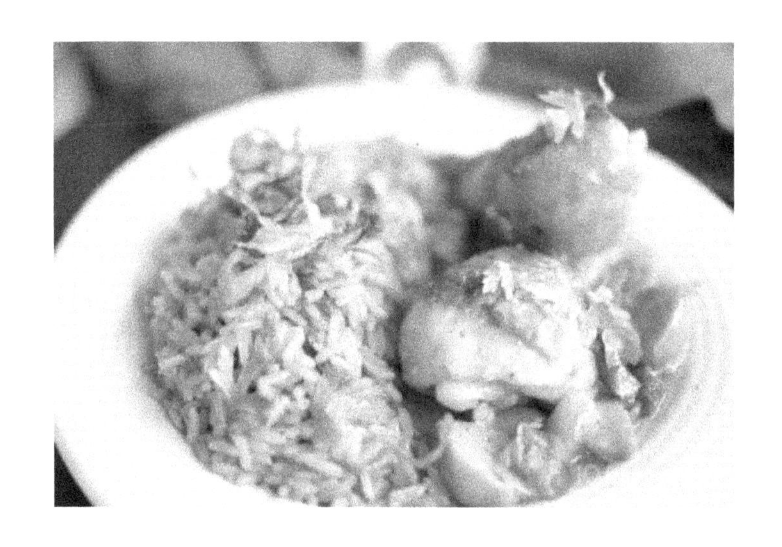

Pesce con salsa di erbe fresche

Tempo di preparazione: 10 minuti

Tempo di cottura: 10 minuti

Porzione: 2

Ingredienti

- 2 filetti di merluzzo (4 once)
- 1/3 di tazza di coriandolo fresco
- 1/4 di cucchiaino di cumino
- 1 cucchiaio di cipolla rossa
- 2 cucchiai di olio extravergine d'oliva
- 1 cucchiaino di aceto di vino rosso
- 1 piccolo spicchio d'aglio
- 1/8 di cucchiaino di sale
- 1/8 di pepe nero

Indicazioni

1. *Unire il coriandolo tritato, la cipolla tritata finemente, l'olio, l'aceto di vino rosso, l'aglio tritato e il sale.*
2. *Cospargere entrambi i lati dei filetti di pesce con cumino e pepe.*

3. *Cuocere i filetti 4 minuti per lato. Ricoprire ogni filetto con la miscela di coriandolo.*

Nutrizione

90 calorie

4g di grasso

3g di carboidrati

Polpette di tacchino in padella

Tempo di preparazione: 7 minuti

Tempo di cottura: 8 minuti

Porzione: 2

Ingredienti

- 1/2 libbra di tacchino magro macinato
- 1/2 tazza di brodo di pollo a basso contenuto di sodio
- 1/4 di tazza di cipolla rossa
- 1/2 cucchiaino di salsa Worcestershire
- 1 cucchiaio di olio extravergine d'oliva
- 1/4 di cucchiaino di origano (secco)
- 1/8 di cucchiaino di pepe

Indicazioni

1. *Unire il tacchino, la cipolla tritata, la salsa Worcestershire, l'origano secco e il pepe; fare 2 polpette.*
2. *Scaldare l'olio e cuocere le polpette 4 minuti per lato; mettere da parte.*
3. *Aggiungere il brodo alla padella, portare a ebollizione. Far bollire 2 minuti, versare la salsa sulle polpette.*

Nutrizione

180 Calorie

11g di grasso

9g di carboidrati

Polpettone di tacchino

Tempo di preparazione: 10 minuti

Tempo di cottura: 50 minuti

Porzione: 2

Ingredienti

- 1/2 libbra di tacchino macinato magro al 93
- 1/3 di tazza di pangrattato panko
- 1/2 tazza di cipolla verde
- 1 uovo
- 1/2 tazza di peperone verde
- 1 cucchiaio di ketchup
- 1/4 di tazza di salsa (Picante)
- 1/2 cucchiaino di cumino (macinato)

Indicazioni

1. *Preriscaldare il forno a 350°F. Mescolare il tacchino magro macinato, 3 cucchiai di salsa Picante, pangrattato panko, uovo, cipolla verde tritata, peperone verde tritato e cumino in una ciotola (mescolare bene);*

2. *Mettere il composto in una teglia da forno; dare la forma di un ovale (circa 1,5 pollici di spessore). Cuocere 45 minuti.*
3. *Mescolare la salsa Picante rimanente e il ketchup; applicare sopra la pagnotta. Cuocere 5 minuti più a lungo. Lasciare riposare 5 minuti.*

Nutrizione

161 calorie

20g di proteine

8g di grasso

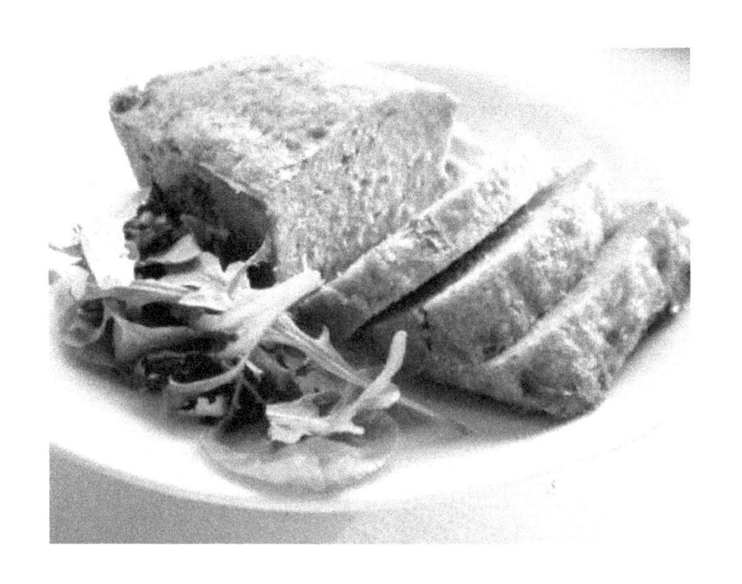

Pasta ai funghi

Tempo di preparazione: 7 minuti

Tempo di cottura: 10 minuti

Servire: 4

Ingredienti

- 4 once di linguine integrali
- 1 cucchiaio di olio extravergine d'oliva
- 1/2 tazza di salsa leggera
- 2 cucchiai di cipolla verde
- 1 kg di funghi (8 once)
- 1 spicchio d'aglio
- 1/8 di cucchiaino di sale
- 1/8 di cucchiaino di pepe

Indicazioni

1. *Cuocere la pasta secondo le istruzioni del pacchetto, scolare.*
2. *Friggere i funghi affettati 4 minuti.*
3. *Mescolare in fettuccine aglio tritato, sale e pepe. Cuocere 2 minuti.*

4. *Scaldare la salsa leggera fino a quando non è riscaldata; coprire la pasta con la salsa e con la cipolla verde tagliata finemente.*

Nutrizione

300 calorie

1g di grasso

15g di carboidrati

Pollo Tikka Masala

Tempo di preparazione: 5 minuti

Tempo di cottura: 15 minuti

Porzione: 2

Ingredienti

- 1/2 libbra di petti di pollo
- 1/4 di tazza di cipolla
- 1,5 cucchiai di olio extravergine d'oliva
- 1 (14.5-oz) lattina di pomodori
- 1 cucchiaino di zenzero
- 1 cucchiaino di succo di limone fresco
- 1/3 di tazza di yogurt greco normale (senza grassi)
- 1 cucchiaio di garam masala
- 1/4 di cucchiaino di sale
- 1/4 di cucchiaino di pepe

Indicazioni

1. *Insaporire il pollo tagliato a cubetti di 1 pollice con 1,5 cucchiai di garam masala, 1/8 di cucchiaino di sale e pepe.*

2. *Cuocere il pollo e la cipolla tagliata a dadini da 4 a 5 minuti.*
3. *Aggiungere i pomodori tagliati a dadini, lo zenzero grattugiato, 1,5 cucchiai di garam masala, 1/8 di sale. Cuocere da 8 a 10 minuti.*
4. *Aggiungere il succo di limone e lo yogurt fino ad amalgamare.*

Nutrizione

200 Calorie

26g di proteine

10g di grasso

Pomodoro e merluzzo arrosto

Tempo di preparazione: 10 minuti

Tempo di cottura: 35 minuti

Porzione: 2

Ingredienti

- 2 filetti di merluzzo (4 once)
- 1 tazza di pomodori ciliegia
- 2/3 di tazza di cipolla
- 2 cucchiai di scorza d'arancia
- 1 cucchiaio di olio extravergine d'oliva
- 1 cucchiaino di timo (secco)
- 1/4 di cucchiaino di sale, diviso
- 1/4 di cucchiaino di pepe, diviso

Indicazioni

1. *Preriscaldare il forno a 400°F. Mescolare i mezzi pomodori, la cipolla affettata, la scorza d'arancia grattugiata, l'olio extravergine d'oliva, il timo secco e 1/8 di sale e pepe. Friggere 25 minuti. Togliere dal forno.*

2. *Disponi il pesce sulla padella e insaporiscilo con i rimanenti 1/8 di cucchiaino di sale e pepe. Mettere la miscela di pomodoro riservata sopra il pesce. Cuocere 10 minuti.*

Nutrizione

120 calorie

9g di proteine

2g di grasso

Ricette con frutti di mare

Salmone al limone

Tempo di preparazione: 10 minuti

Tempo di cottura: 3 minuti

Porzioni: 3

Ingredienti:

- 1 libbra di filetto di salmone, tagliato in 3 pezzi
- 3 cucchiaini di aneto fresco, tritato
- 5 cucchiai di succo di limone fresco, divisi
- Sale e pepe nero macinato, come richiesto

Indicazioni:

1. Disponi un sottopentola per la cottura a vapore nell'Instant Pot e versa ¼ di tazza di succo di limone.
2. Condire il salmone con sale e pepe nero in modo uniforme.
3. Mettere i pezzi di salmone in cima al sottopentola, con la pelle verso il basso e irrorare con il succo di limone rimanente.

4. Ora, cospargete i pezzi di salmone con l'aneto in modo uniforme.
5. Chiudere il coperchio e mettere la valvola di pressione in posizione "Seal".
6. Premere "Vapore" e usare il tempo predefinito di 3 minuti.
7. Premere "Annulla" e permettere un rilascio "naturale".
8. Aprire il coperchio e servire caldo.

Nutrizione: Calorie: 20 Grassi: 9.6g, Carboidrati: 1.1g, Zucchero: 0.5g, Proteine: 29.7g, Sodio: 74mg

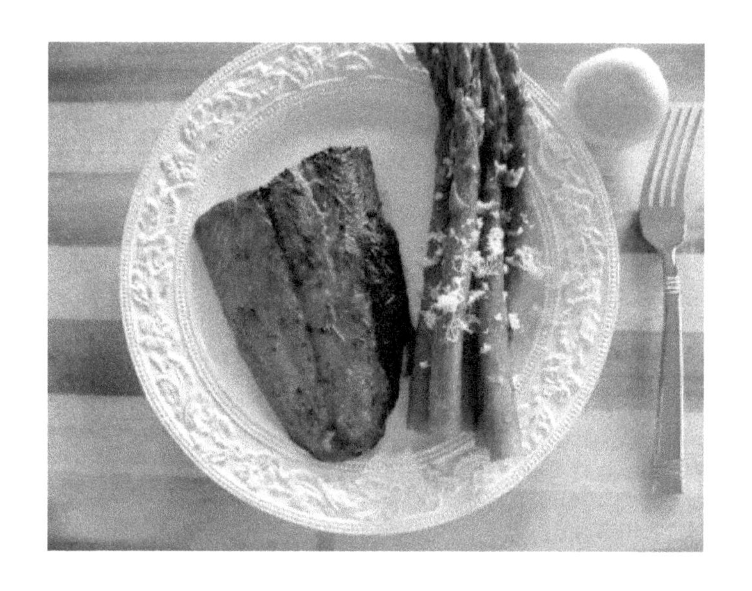

Gamberi con fagiolini

Tempo di preparazione: 10 minuti

Tempo di cottura: 2 minuti

Porzioni: 4

Ingredienti:

- ¾ di libbra di fagiolini freschi, tagliati
- 1 libbra di gamberi medi congelati, sgusciati e decorticati
- 2 cucchiai di succo di limone fresco
- 2 cucchiai di olio d'oliva
- Sale e pepe nero macinato, come richiesto

Indicazioni:

1. Disponi un sottopentola per la cottura a vapore nell'Instant Pot e versa una tazza d'acqua.
2. Disporre i fagiolini sopra il sottopentola in un solo strato e coprire con i gamberi.
3. Irrorare con olio e succo di limone.
4. Cospargere di sale e pepe nero.
5. Chiudere il coperchio e mettere la valvola di pressione in posizione "Seal".
6. Premi "Steam" e usa solo il tempo predefinito di 2 minuti.

7. Premere "Annulla" e permettere un rilascio "naturale".
8. Aprire il coperchio e servire.
9. Nutrizione: Calorie: 223, Grassi: 1g, Carboidrati: 7.9g, Zucchero: 1.4g, Proteine: 27.4g, Sodio: 322mg

Granchio al curry

Tempo di preparazione: 10 minuti

Tempo di cottura: 20 minuti

Porzioni: 2

Ingredienti:

- 0.5lb granchio tritato
- 1 cipolla rossa tagliata sottile
- 0,5 tazza di pomodoro tritato
- 3 cucchiai di pasta di curry
- 1 cucchiaio di olio o ghee

Indicazioni:

1. Impostare l'Instant Pot su sauté e aggiungere la cipolla, l'olio e la pasta di curry.
2. Quando la cipolla è morbida, aggiungere gli altri ingredienti e sigillare.
3. Cuocere su Stew per 20 minuti.
4. Rilascia la pressione in modo naturale.
5. Nutrizione: Calorie: 2;Carboidrati: 11 ;Zucchero: 4 ;Grasso: 10 ;Proteine: 24 ;GL: 9

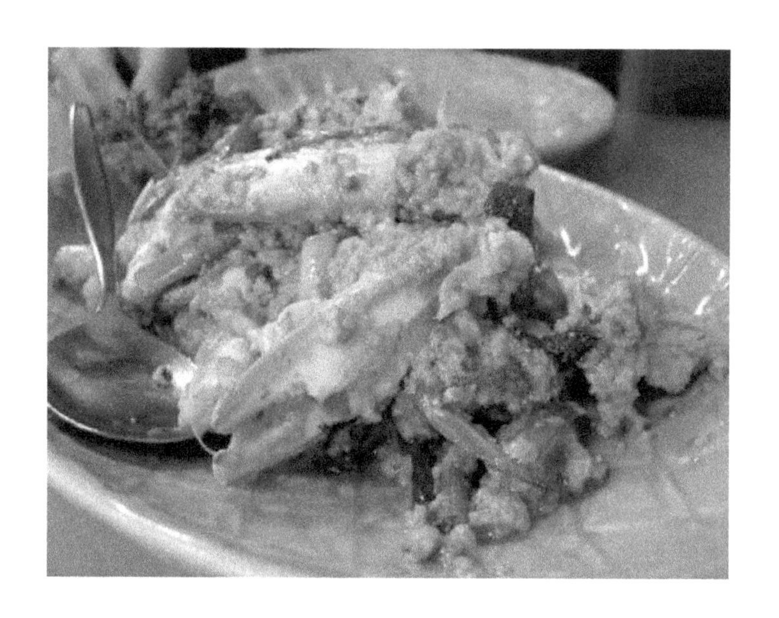

Zuppa di pesce mista

Tempo di preparazione: 10 minuti

Tempo di cottura: 35 minuti

Porzioni: 2

Ingredienti:

- 1lb di miscela di stufato di pesce
- 2 tazze di salsa bianca
- 3 cucchiai di condimento Old Bay

Indicazioni:

1. Mescola tutti gli ingredienti nella tua pentola istantanea.
2. Cuocere su Stew per 35 minuti.
3. Rilascia la pressione in modo naturale.

Nutrizione: Calorie: 320; Carboidrati: 9; Zucchero: 2; Grasso: 16; Proteine: GL: 4

Cozze in salsa di pomodoro

Tempo di preparazione: 10 minuti

Tempo di cottura: 3 minuti

Porzioni: 4

Ingredienti:

- 2 pomodori, con semi e tagliati finemente
- 2 libbre di cozze, pulite e senza barba
- 1 tazza di brodo di pollo a basso contenuto di sodio
- 1 cucchiaio di succo di limone fresco
- 2 spicchi d'aglio, tritati

Indicazioni:

1. Nella pentola dell'Instant Pot, mettere i pomodori, l'aglio, il vino e l'alloro e mescolare per combinare.
2. Disporre le cozze in cima.
3. Chiudere il coperchio e mettere la valvola di pressione in posizione "Seal".
4. Premere "Manuale" e cuocere sotto "Alta pressione" per circa 3 minuti.
5. Premere "Annulla" e permettere con attenzione un rilascio "rapido".
6. Aprire il coperchio e servire caldo.

Nutrizione: Calorie: 213, Grassi: 25.2g, Carboidrati: 11g, Zucchero: 1. Proteine: 28.2g, Sodio: 670mg

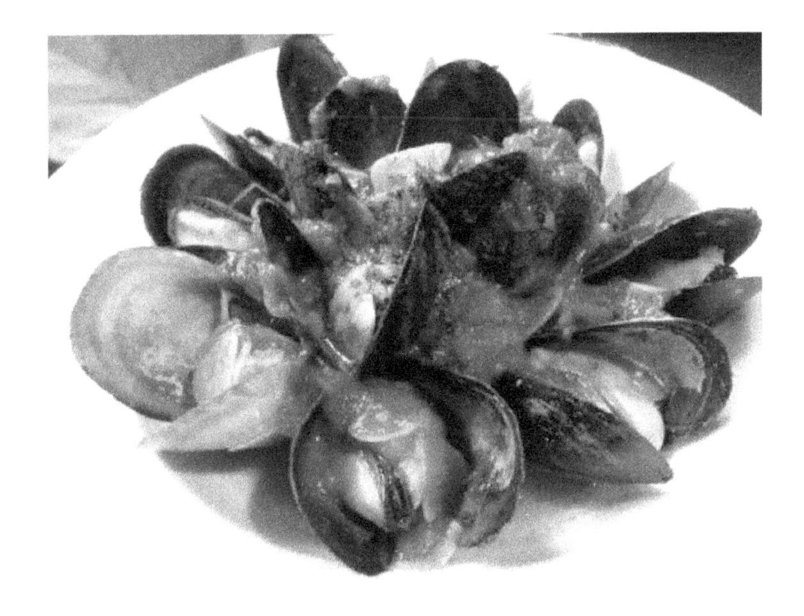

Salmone agli agrumi

Tempo di preparazione: 10 minuti

Tempo di cottura: 7 minuti

Porzioni: 4

Ingredienti:

- 4 (4-ounce) filetti di salmone
- 1 tazza di brodo di pollo a basso contenuto di sodio
- 1 cucchiaino di zenzero fresco, tritato
- 2 cucchiaini di scorza d'arancia fresca, grattugiata finemente
- 3 cucchiai di succo d'arancia fresco
- 1 cucchiaio di olio d'oliva
- Pepe nero macinato, come richiesto

Indicazioni:

1. Nella pentola istantanea, aggiungere tutti gli ingredienti e mescolare.
2. Chiudere il coperchio e mettere la valvola di pressione in posizione "Seal".
3. Premere "Manuale" e cuocere sotto "Alta pressione" per circa 7 minuti.
4. Premere "Annulla" e permettere un rilascio "naturale".

5. Aprire il coperchio e servire i filetti di salmone con il condimento di cottura.

Nutrizione: Calorie: 190, grassi: 10.5g, carboidrati: 1.8g, zucchero: 1g, proteine: 22. Sodio: 68mg

Salmone alle erbe

Tempo di preparazione: 10 minuti

Tempo di cottura: 3 minuti

Porzioni: 4

Ingredienti:

- 4 (4-ounce) filetti di salmone
- ¼ di tazza di olio d'oliva
- 2 cucchiai di succo di limone fresco
- 1 spicchio d'aglio, tritato
- ¼ di cucchiaino di origano secco
- Sale e pepe nero macinato, come richiesto
- 4 rametti di rosmarino fresco
- 4 fette di limone

Indicazioni:

1. Per il condimento: in una grande ciotola, aggiungere l'olio, il succo di limone, l'aglio, l'origano, il sale e il pepe nero e battere fino a quando ben combinato.

2. Disponi un sottopentola per la cottura a vapore nell'Instant Pot e versa 11/2 tazze d'acqua nell'Instant Pot.
3. Posizionare i filetti di salmone sopra il sottopentola in un unico strato e coprire con il condimento.
4. Disporre 1 rametto di rosmarino e 1 fetta di limone su ogni filetto.
5. Chiudere il coperchio e mettere la valvola di pressione in posizione "Seal".
6. Premi "Steam" e usa solo il tempo predefinito di 3 minuti.
7. Premere "Annulla" e permettere con attenzione un rilascio "rapido".
8. Aprire il coperchio e servire caldo.

Nutrizione: Calorie: 262, Grassi: 17g, Carboidrati: 0.7g, Zucchero: 0.2g, Proteine: 22.1g, Sodio: 91mg

Salmone in salsa verde

Tempo di preparazione: 10 minuti

Tempo di cottura: 12 minuti

Porzioni: 4

Ingredienti:

- 4 filetti di salmone (6 once)
- 1 avocado, sbucciato, snocciolato e tritato
- 1/2 tazza di basilico fresco, tritato
- 3 spicchi d'aglio, tritati
- 1 cucchiaio di scorza di limone fresco, grattugiata finemente

Indicazioni:

1. Ungere un grande pezzo di carta stagnola.
2. In una grande ciotola, aggiungere tutti gli ingredienti tranne il salmone e l'acqua e con una forchetta, schiacciare completamente.
3. Posizionare i filetti al centro del foglio e ricoprirli con il composto di avocado in modo uniforme.
4. Piegare il foglio intorno ai filetti per sigillarli.
5. Disponi un sottopentola per la cottura a vapore nell'Instant Pot e versa 1/2 tazza d'acqua.

6. Posizionare il pacchetto di fogli di alluminio sopra il sottopentola.
7. Chiudere il coperchio e mettere la valvola di pressione in posizione "Seal".
8. Premere "Manuale" e cuocere sotto "Alta pressione" per circa minuti.
9. Nel frattempo, preriscaldare il forno a broiler.
10. Premere "Annulla" e permettere un rilascio "naturale".
11. Aprire il coperchio e trasferire i filetti di salmone su una padella per la cottura al forno.
12. Cuocere al forno per circa 3-4 minuti.
13. Servire caldo.

Nutrizione: Calorie: 333, grassi: 20.3g, carboidrati: 5.5g, zucchero: 0.4g, proteine: 34.2g, sodio: 79mg

Gamberi brasati

Tempo di preparazione: 10 minuti

Tempo di cottura: 4 minuti

Porzioni: 4

Ingredienti:

- 1 libbra di gamberi grandi congelati, sgusciati e decorticati
- 2 scalogni, tritati
- ¾ di tazza di brodo di pollo a basso contenuto di sodio
- 2 cucchiai di succo di limone fresco
- 2 cucchiai di olio d'oliva
- 1 cucchiaio di aglio, schiacciato
- Pepe nero macinato, come richiesto

Indicazioni:

1. Nella pentola istantanea, mettere l'olio e premere "Sauté". Ora aggiungere gli scalogni e cuocere per circa 2 minuti.
2. Aggiungere l'aglio e cuocere per circa 1 minuto.
3. Premi "Annulla" e mescola i gamberi, il brodo, il succo di limone e il pepe nero.

4. Chiudere il coperchio e mettere la valvola di pressione in posizione "Seal".
5. Premere "Manuale" e cuocere sotto "Alta pressione" per circa 1 minuto.
6. Premere "Annulla" e permettere con attenzione un rilascio "rapido".
7. Aprire il coperchio e servire caldo.

Nutrizione: Calorie: 209, Grassi: 9g, Carboidrati: 4.3g, Zucchero: 0.2g, Proteine: 26.6g, Sodio: 293mg

Gamberi al curry di cocco

Tempo di preparazione: 10 minuti

Tempo di cottura: 20 minuti

Porzioni: 2

Ingredienti:

- 0.5lb di gamberi cotti
- 1 cipolla tagliata sottile
- 1 tazza di yogurt al cocco
- 3 cucchiai di pasta di curry
- 1 cucchiaio di olio o ghee

Indicazioni:

1. Impostare l'Instant Pot su sauté e aggiungere la cipolla, l'olio e la pasta di curry.

2. Quando la cipolla è morbida, aggiungere gli altri ingredienti e sigillare.
3. Cuocere su Stew per 20 minuti.
4. Rilascia la pressione in modo naturale.

Nutrizione: Calorie: 380; carboidrati: 13; zucchero: 4; grassi: 22; proteine: 40; GL: 14

Cottura della trota

Tempo di preparazione: 10 minuti

Tempo di cottura: 35 minuti

Porzioni: 2

Ingredienti:

- 1lb di filetti di trota, disossati
- 1lb di verdure invernali tritate
- 1 tazza di brodo di pesce a basso contenuto di sodio
- 1 cucchiaio di erbe miste
- sale marino a piacere

Indicazioni:

1. Mescolare tutti gli ingredienti tranne il brodo in un sacchetto di alluminio.
2. Posizionare il sacchetto nel cestello per la cottura a vapore della pentola istantanea.
3. Versare il brodo nella pentola istantanea.
4. Cuocere a vapore per 35 minuti.
5. Rilascia la pressione in modo naturale.

Nutrizione: Calorie: 310; Carboidrati: 14; Zucchero: 2; Grasso: 12; Proteine: 40; GL: 5

Curry di sardine

Tempo di preparazione: 10 minuti

Tempo di cottura: 35 minuti

Porzioni: 2

Ingredienti:

- 5 scatole di sardine al pomodoro
- 1lb di verdure tritate
- 1 tazza di brodo di pesce a basso contenuto di sodio
- 3 cucchiai di pasta di curry

Indicazioni:

1. Mescola tutti gli ingredienti nella tua pentola istantanea.
2. Cuocere su Stew per 35 minuti.
3. Rilascia la pressione in modo naturale.

Nutrizione: Calorie: 320; Carboidrati: 8; Zucchero: 2; Grasso: 16; Proteine: GL: 3

Bistecca di pesce spada

Tempo di preparazione: 10 minuti

Tempo di cottura: 35 minuti

Porzioni: 2

Ingredienti:

- 1lb di bistecca di pesce spada, intera
- 1lb di verdure mediterranee tritate
- 1 tazza di brodo di pesce a basso contenuto di sodio
- 2 cucchiai di salsa di soia

Indicazioni:

1. Mescolare tutti gli ingredienti tranne il brodo in un sacchetto di alluminio.
2. Metti la busta nel cestello per la cottura a vapore della tua pentola istantanea.
3. Versare il brodo nella pentola istantanea. Abbassare il cestello per la cottura a vapore nella pentola istantanea.
4. Cuocere a vapore per 35 minuti.
5. Rilascia la pressione in modo naturale.

Nutrizione: Calorie: 270; Carboidrati: 5; Zucchero: 1; Grasso: 10; Proteine: 48; GL: 1

Sogliola al limone

Tempo di preparazione: 10 minuti

Tempo di cottura: 5 minuti

Porzioni: 2

Ingredienti:

- 1lb di filetti di sogliola, disossati e spellati
- 1 tazza di brodo di pesce a basso contenuto di sodio
- 2 cipolle dolci tagliuzzate
- succo di mezzo limone
- 2 cucchiai di coriandolo secco

Indicazioni:

1. Mescola tutti gli ingredienti nella tua pentola istantanea.
2. Cuocere su Stew per 5 minuti.
3. Rilascia la pressione in modo naturale.

Nutrizione: Calorie: 230; Carboidrati: zucchero: 1; grassi: 6; proteine: 46; GL: 1

Casseruola di tonno e mais dolce

Tempo di preparazione: 10 minuti

Tempo di cottura: 35 minuti

Porzioni: 2

Ingredienti:

- 3 scatolette di tonno
- 0.5lb chicchi di mais dolce
- 1lb di verdure tritate
- 1 tazza di brodo vegetale a basso contenuto di sodio
- 2 cucchiai di condimento piccante

Indicazioni:

1. Mescola tutti gli ingredienti nella tua pentola istantanea.
2. Cuocere su Stew per 35 minuti.
3. Rilascia la pressione in modo naturale.

Nutrizione: Calorie: 300;Carboidrati: 6 ;Zucchero: 1 ;Grasso: 9 ;Proteine: ;GL: 2

Salmone al limone e pepe

Tempo di preparazione: 10 minuti

Tempo di cottura: 10 minuti

Porzioni: 4

Ingredienti:

- 3 cucchiai di ghee o olio di avocado
- 1 libbra di filetto di salmone con la pelle
- 1 peperone rosso tagliato a julienne
- 1 zucchina verde tagliata a julienne
- 1 carota tagliata a julienne
- ¾ di tazza d'acqua
- Qualche rametto di prezzemolo, dragoncello, aneto, basilico o una combinazione
- 1/2 limone affettato
- 1/2 cucchiaino di pepe nero
- ¼ di cucchiaino di sale marino

Indicazioni:

1. Aggiungete l'acqua e le erbe sul fondo della pentola istantanea e mettete una griglia per la cottura a vapore facendo attenzione che le maniglie si estendano verso l'alto.
2. Mettere il filetto di salmone sulla griglia, con il lato della pelle rivolto verso il basso.

3. Irrorare il salmone con il ghee, condire con pepe nero e sale e coprire con le fette di limone.
4. Chiudi e sigilla l'Instant Pot, assicurandoti che lo sfiato sia su "Sealing".
5. Selezionare l'impostazione "Vapore" e cuocere per 3 minuti.
6. Mentre il salmone cuoce, tagliate a julienne le verdure e mettetele da parte.
7. Una volta fatto, rilasciare rapidamente la pressione e poi premere il pulsante "Keep Warm/Cancel".
8. Scoprire e indossare guanti da forno, rimuovere con attenzione il cestello per la cottura a vapore con il salmone.
9. Rimuovere le erbe e scartarle.
10. Aggiungere le verdure alla pentola e rimettere il coperchio.
11. Selezionare la funzione "Sauté" e cuocere per 1-2 minuti.
12. Servire le verdure con il salmone e aggiungere il grasso rimanente alla pentola.

13. Versare un po' di salsa sul pesce e le verdure, se lo si desidera.

Nutrizione: Calorie 296, carboidrati 8g, grassi 15 g, proteine 31 g, potassio (K) 1084 mg, sodio (Na) 284 mg

Salmone al forno con guarnizione di parmigiano all'aglio

Tempo di preparazione: 5 minuti,

Tempo di cottura: 20 minuti,

Porzioni: 4

Ingredienti:

- 1 libbra di filetti di salmone selvatico catturato
- 2 cucchiai di margarina
- Cosa ti serve dalla dispensa:
- ¼ di tazza di parmigiano ridotto, grattugiato
- ¼ di tazza di maionese leggera
- 2-3 spicchi d'aglio, tagliati a dadini
- 2 cucchiai di prezzemolo
- Sale e pepe

Indicazioni:

1. Scaldare il forno a 350 e foderare una teglia con carta da forno.
2. Mettere il salmone sulla padella e condire con sale e pepe.
3. In una padella media, a fuoco medio, sciogliere il burro. Aggiungere l'aglio e cuocere, mescolando 1 minuto.

4. Ridurre il calore al minimo e aggiungere gli ingredienti rimanenti. Mescolare fino a quando tutto è sciolto e combinato.
5. Distribuire uniformemente sul salmone e cuocere 15 minuti per il pesce scongelato o 20 per quello congelato. Il salmone è pronto quando si sfalda facilmente con una forchetta. Servire.

Nutrizione: Calorie 408 Carboidrati totali 4g proteine 41g grassi 24g zucchero 1g fibre 0g

Gamberi anneriti

Tempo di preparazione: 5 minuti

Tempo di cottura: 5 minuti

Porzioni: 4

Ingredienti:

- 1 1/2 libbre di gamberi, pelati e sgusciati
- 4 spicchi di lime
- 4 cucchiai di coriandolo, tritato
- Cosa ti serve dalla dispensa:
- 4 spicchi d'aglio, tagliati a dadini
- 1 cucchiaio di peperoncino in polvere
- 1 cucchiaio di paprika
- 1 cucchiaio di olio d'oliva
- 2 cucchiai di zucchero di canna Splenda
- 1 cucchiaino di cumino
- 1 cucchiaino di origano
- 1 cucchiaino di aglio in polvere
- 1 cucchiaino di sale
- 1/2 cucchiaino di pepe

Indicazioni:

1. In una piccola ciotola combinare i condimenti e lo zucchero di canna Splenda.

2. Scaldare l'olio in una padella a fuoco medio-alto. Aggiungere i gamberi, in un solo strato, e cuocere 1-2 minuti per lato.
3. Aggiungere i condimenti e cuocere, mescolando, per 30 secondi. Servire guarnito con coriandolo e uno spicchio di lime.

Nutrizione: Calorie 252 Carboidrati totali 7g Carboidrati netti 6g Proteine 39g Grasso 7g Zucchero 2g Fibra 1g

Pesce gatto cajun

Tempo di preparazione: 5 minuti

Tempo di cottura: 15 minuti

Porzioni: 4

Ingredienti:

- 4 filetti di pesce gatto (8 once)
- Cosa ti serve dalla dispensa:
- 2 cucchiai di olio d'oliva
- 2 cucchiaini di sale all'aglio
- 2 cucchiaini di timo
- 2 cucchiaini di paprika
- 1/2 cucchiaino di pepe di Caienna
- 1/2 cucchiaino di salsa piccante rossa
- ¼ di cucchiaino di pepe nero
- Spray da cucina antiaderente

Indicazioni:

1. Riscaldare il forno a 450 gradi. Spruzzare una teglia da 9x13 pollici con spray da cucina.
2. In una piccola ciotola sbattere insieme tutto tranne il pesce gatto. Spennellare entrambi i lati dei filetti, usando tutta la miscela di spezie.

3. Cuocere 10-13 minuti o fino a quando il pesce si sfalda facilmente con una forchetta. Servire.

Nutrizione: Calorie 366 Carboidrati totali 0g proteine 35g grassi 24g zucchero 0g fibre 0g

Passera di mare cajun e pomodori

Tempo di preparazione: 10 minuti

Tempo di cottura: 15 minuti

Porzioni: 4

Ingredienti:

- 4 filetti di platessa
- 2 1/2 tazze di pomodori, tagliati a dadini
- ¾ di tazza di cipolla, tagliata a dadini
- ¾ di tazza di peperone verde, tagliato a dadini
- Cosa ti serve dalla dispensa:
- 2 spicchi d'aglio, tagliati a dadini fini
- 1 cucchiaio di condimento Cajun
- 1 cucchiaio di olio d'oliva

Indicazioni:

1. Scaldare l'olio in una grande padella a fuoco medio-alto. Aggiungere la cipolla e l'aglio e cuocere 2 minuti, o fino a quando sono morbidi. Aggiungere i pomodori, i peperoni e le spezie, e cuocere 2-3 minuti fino a quando i pomodori si ammorbidiscono.
2. Adagiare il pesce sopra. Coprire, ridurre il calore a medio e cuocere, 5-8 minuti, o fino a

quando il pesce si sfalda facilmente con una forchetta. Trasferire il pesce in piatti da portata e ricoprire con la salsa.

Nutrizione: Calorie 194 Carboidrati totali 8g Carboidrati netti 6g Proteine 32g Grasso 3g Zucchero 5g Fibra 2g

Gamberi cajun e verdure arrosto

Tempo di preparazione: 5 minuti

Tempo di cottura: 15 minuti

Porzioni: 4

Ingredienti:

- 1 libbra di gamberi grandi, sgusciati e decorticati
- 2 zucchine, affettate
- 2 zucche gialle, affettate
- 1/2 mazzo di asparagi, tagliato in terzi
- 2 peperoni rossi, tagliati a pezzi
- Cosa ti serve dalla dispensa:
- 2 cucchiai di olio d'oliva
- 2 cucchiai di condimento cajun
- Sale e pepe, a piacere

Indicazioni:

1. Riscaldare il forno a 400 gradi.
2. Unire i gamberi e le verdure in una grande ciotola. Aggiungere l'olio e il condimento e mescolare per ricoprire.

3. Distribuire uniformemente in una grande teglia e cuocere 15-20 minuti, o fino a quando le verdure sono tenere. Servire.

Nutrizione: Calorie 251 Carboidrati totali 13g Carboidrati netti 9g Proteine 30g Grasso 9g Zucchero 6g Fibra 4g

Gamberi grigliati al lime e cilantro

Tempo di preparazione: 5 minuti,

Tempo di cottura: 5 minuti,

Porzioni: 6

Ingredienti:

- 1 1/2 lbs. grandi gamberi crudi, sgusciati, senza coda
- Succo e scorza di 1 lime
- 2 cucchiai di coriandolo fresco tritato
- Cosa ti serve dalla dispensa:
- ¼ di tazza di olio d'oliva
- 2 spicchi d'aglio, tagliati a dadini fini
- 1 cucchiaino di paprika affumicata
- ¼ di cucchiaino di cumino
- 1/2 cucchiaino di sale
- ¼ di cucchiaino di pepe di Caienna

Indicazioni:

1. Mettere i gamberi in un grande sacchetto Ziploc.
2. Mescolare gli ingredienti rimanenti in una piccola ciotola e versare sui gamberi. Lasciare marinare 20-30 minuti.

3. Riscaldare la griglia. Infilzare i gamberi e cuocere 2-3 minuti, per lato, solo fino a quando non diventano piccanti. Fare attenzione a non cuocerli troppo. Servire guarnito con cilantro.

Nutrizione: Calorie 317 Carboidrati totali 4g proteine 39g grassi 15g zucchero 0g fibre 0g

Frittata di granchio

Tempo di preparazione: 10 minuti

Tempo di cottura: 50 minuti

Porzioni: 4

Ingredienti:

- 4 uova
- 2 tazze di polpa di granchio
- 1 tazza di metà e metà
- 1 tazza di cipolle verdi, tagliate a dadini
- Cosa ti serve dalla dispensa:
- 1 tazza di parmigiano ridotto, grattugiato
- 1 cucchiaino di sale
- 1 cucchiaino di pepe
- 1 cucchiaino di paprika affumicata
- 1 cucchiaino di condimento italiano
- Spray da cucina antiaderente

Indicazioni:

1. Riscaldare il forno a 350 gradi. Spruzzare uno stampo a molla da 8 pollici o una tortiera con spray da cucina.

2. In una grande ciotola, sbattere insieme le uova e metà e metà. Aggiungere i condimenti e il parmigiano, mescolare per mescolare.
3. Aggiungere le cipolle e la polpa di granchio. Versare nella teglia preparata e cuocere 35-40 minuti, o le uova sono pronte e la parte superiore è leggermente dorata.
4. Lasciate raffreddare 10 minuti, poi affettate e servite caldo o a temperatura ambiente.

Nutrizione: Calorie 276 Carboidrati totali 5g Carboidrati netti 4g Proteine 25g Grasso 17g Zucchero 1g Fibra 1g

CPSIA information can be obtained
at www.ICGtesting.com
Printed in the USA
BVHW092047190421
605311BV00002B/204